CONTRIBUTION A L'ÉTUDE

DE LA PATHOGÉNIE

DU

MAL PERFORANT DU PIED

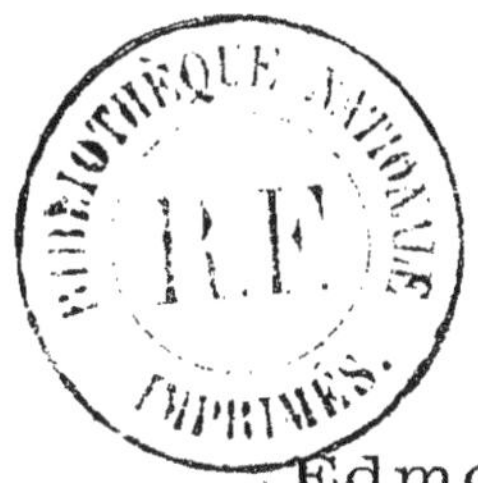

PAR

Edmond PITOY,

Docteur en médecine de la Faculté de Paris.

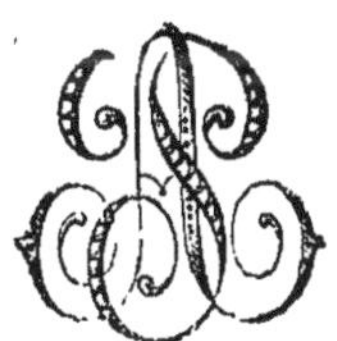

PARIS

A. PARENT, IMPRIMEUR DE LA FACULTÉ DE MÉDECINE

29-31, RUE MONSIEUR-LE-PRINCE, 29-31

1877

CONTRIBUTION A L'ÉTUDE

DE LA PATHOGÉNIE

DU

AL PERFORANT DU PIED

PAR

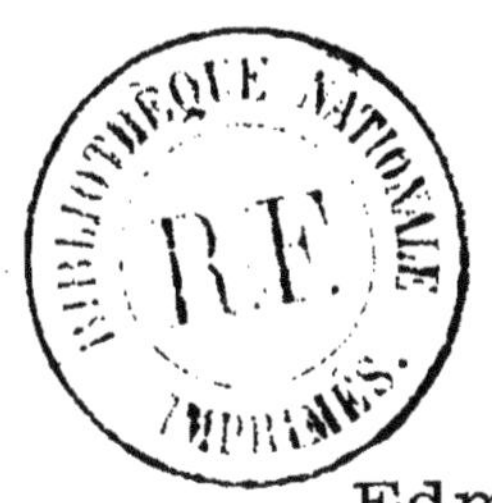

Edmond PITOY,

Docteur en médecine de la Faculté de Paris.

PARIS

A. PARENT, IMPRIMEUR DE LA FACULTÉ DE MÉDECINE

29-31, RUE MONSIEUR-LE-PRINCE, 29-31

1877

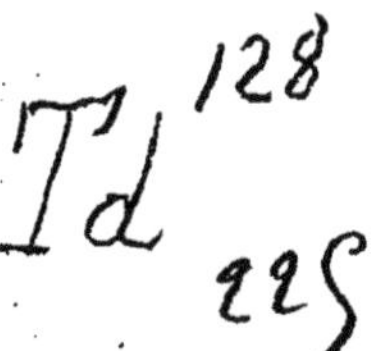

A MON PÈRE

A MA MÈRE

A MA SŒUR

A MA BELLE-SŒUR

A MES FRÈRES

Pitoy.

CONTRIBUTION A L'ÉTUDE

DE LA PATHOGÉNIE

DU

MAL PERFORANT DU PIED

INTRODUCTION.

Peu de questions ont soulevé autant de controverses
que la pathogénie du mal perforant du pied. Décrite
en 1852 pour la première fois, cette affection a d'abord
été considérée comme purement locale, puis successivement placée sous la dépendance d'altérations osseuses,
vasculaires, et enfin nerveuses. Plusieurs raisons peuvent rendre compte de cette divergence d'opinions.
Dans quelques cas, le diagnostic a été mal fait, et l'on
a décrit sous le nom de mal perforant des maladies qui
n'ont avec lui qu'une ressemblance éloignée. C'est ainsi
que l'on trouve plusieurs observations de cors ayant
perforé le derme, l'ayant ulcéré, et le faisant suppurer,
d'altérations osseuses ayant donné lieu à des fistules,
et même d'hypertrophies suppurantes, papillaires et
épidermiques. D'autres fois, on a pris l'effet pour la

cause. Enfin, jusque dans ces dernières années, ne songeant pas que le mal perforant pouvait dépendre d'une altération du système nerveux, cette altération n'a pas été recherchée et a passé inaperçue aux yeux d'observateurs inattentifs et non prévenus, tant il est vrai que des phénomènes, si clairs et si nets une fois connus, restent obscurs ou invisibles jusqu'à ce que l'attention ait été éveillée et le regard fixé sur eux.

Ayant eu la bonne fortune de rencontrer dans les services hospitaliers, en un court espace de temps, deux cas de mal perforant dont l'origine devait manifestement être attribuée à une lésion de la moelle épinière, nous avons eu la pensée d'étudier, dans notre dissertation inaugurale, la pathogénie d'une affection si intéressante à divers titres. Ce n'est pas sans une certaine hésitation que nous avons entrepris ce travail, nous ne nous en sommes pas dissimulé les nombreuses difficultés ; nous savions que rien n'est aussi délicat que ces questions de pathogénie, si faciles en apparence, si difficiles en réalité. Aussi, nous n'avons pas eu la prétention de résoudre d'une façon absolue un problème aussi compliqué, et notre seule excuse sera d'avoir cherché à être utile en apportant de nouveaux faits et de nouveaux arguments à l'appui de l'opinion que MM. Duplay et Morat ont émise en 1873.

Notre intention n'est pas d'étudier en détail tout ce qui a trait au mal perforant. Nous laisserons complètement de côté le pronostic et le traitement très-bien exposés d'ailleurs dans les divers traités de pathologie. Nous ne consacrerons pas de chapitre spécial à l'anatomie pathologique, nous réservant de nous appuyer sur elle dans la discussion des diverses opinions. Enfin nous ne ferons que rappeler les symptômes du mal perforant, essentiels à bien connaître pour se rendre compte de sa nature. Aussi, après quelques lignes consacrées à l'historique de cette affection, glisserons-nous rapidement sur sa symptomatologie, pour aborder immédiatement l'étude de sa pathogénie.

HISTORIQUE.

Le mal perforant a été longtemps confondu avec les autres affections du pied. Marjolin est le premier qui, dans le Dictionnaire en 30 volumes, ait essayé de créer son histoire. Sous le nom d'ulcère verruqueux, il décrit un ulcère du pied qui nous semble être le mal perforant.

Plus tard, d'après M. Larrey, Dupuytren fit une leçon sur le mal perforant, mais sans le dénommer.

En 1837, Lenoir, après avoir découvert ses trois bourses muqueuses de la plante du pied, décrit leur inflammation, et en rapporte quatre observations dont trois appartiennent à M. Cloquet. L'une d'elles est véritablement le mal perforant. Comme Lenoir s'appuie sur une leçon de Cloquet, ce dernier chirurgien avait donc vu le mal perforant, mais sans pouvoir en déterminer la nature.

On peut en dire autant de Philippe Boyer qui, en 1847, dans les annotations à la clinique chirurgicale de son père, cite plusieurs observations d'ulcérations plantaires succédant à des durillons, et remarquables par leur peu de tendance à la guérison et la facilité avec laquelle elles récidivent.

Ce n'est qu'en 1852 que commence réellement son histoire. Nélaton décrivit sous le nom d'affection singulière des os du pied une maladie qui a beaucoup d'analogie avec le mal perforant, bien qu'en différant sensiblement sous certains rapports (1). Ce n'était pas l'ulcération plantaire, mais la publication de ce cas devait amener une publication analogue de Vesigné, chirurgien d'Abbeville. Celui-ci publia, au mois de février de la même année, et dans le même journal, trois cas d'une affection qu'il désigna sous le nom de mal perforant plantaire, voulant indiquer par là son caractère le plus frappant, qui est de détruire de plus en plus profondément, tant qu'un traitement convenable n'a pas enrayé son progrès.

La maladie était créée avec ses caractères typiques, le mal perforant avait pris place dans le cadre nosologique, l'impulsion était donnée. Comme toujours, les exemples et les travaux se multiplièrent abondamment.

En 1855, M. Leplat, interne distingué des hôpitaux, étudie cette affection dans sa thèse. A l'expression de mal perforant plantaire, il substitue celle de mal perforant du pied. Nous partageons son avis et acceptons ce changement. La dernière expression, sans rien préjuger sur la nature du mal, en exprime le principal symptôme et le siége le plus fréquent, et, pour ces raisons, nous semble devoir être conservée.

(1) Gazette des hôpitaux, 10 janvier 1852.

En 1857, Adolphe Richard présente à la Société de chirurgie un homme atteint du mal perforant.

La même année paraît la thèse de M. Gorju.

En 1850, M. Dieulafoy, de Toulouse, publie une observation dans la *Gazette des hôpitaux*.

En 1858, Morel-Lavallée fait venir devant la Société de chirurgie un malade qu'il a traité pour le mal perforant.

En 1863, M. Péan publie une nouvelle observation de mal perforant qu'il fait suivre de réflexions jetant un nouveau jour sur sa pathogénie (*Gazette des hôpitaux*).

En 1864, M. Poncet, du Val-de-Grâce, émet une nouvelle théorie sur la nature du mal perforant dans le *Recueil de mémoires de médecine, de chirurgie et de pharmacie militaires*.

La même année, M. Delsoll intitule ainsi sa thèse : Du mal perforant, et M. Mougeot étudie le même sujet dans la sienne.

En 1867, M. Pozzi publie dans la *Gazette des hôpitaux* une leçon de M. le professeur Gosselin sur un cas de mal perforant, dans laquelle ce chirurgien entre dans quelques considérations sur la nature et l'étiologie de cette affection.

M. Carville fait paraître en 1868 un article dans la *Gazette hebdomadaire*.

La même année, M. Lucain soutient devant la Faculté de Montpellier sa thèse sur le mal perforant. Ce travail, remarquable à plus d'un titre, a été en quelque sorte le précurseur de celui de MM. Duplay et Morat.

En 1871, thèse de M. Maurel.

En 1872, nouvel article de M. Poncet, dans la *Gazette hebdomadaire.*

Enfin, en 1873, la pathogénie du mal perforant entre dans une voie nouvelle et féconde avec la remarquable étude que MM. Duplay et Morat ont publiée dans les *Archives générales de médecine.*

Citons en dernier lieu les traités de pathologie externe de Follin et de Nélaton où se trouve bien décrite l'affection qui nous occupe.

SYMPTOMATOLOGIE.

A l'exemple de M. Lucain, nous diviserons les symptômes du mal perforant en quatre périodes.

Première période. — Un durillon, constitué par l'épaississement des couches cornées de l'épiderme, se développe insensiblement au niveau des parties saillantes de la plante du pied. Son siége de prédilection correspond aux têtes des métatarsiens, surtout du cinquième et du premier. On peut l'observer sous les orteils, sous le talon, sur les bords du pied ; on a même noté son existence dans les plis articulaires. Ce durillon est habituellement indolore, et ne gêne pas dans la marche ; aussi les malades peuvent-ils être quelques mois sans en avoir connaissance.

Deuxième période. — Elle est caractérisée par l'ulcération du durillon, ulcération qui se fait lentement et peut même demander plusieurs mois pour être complète. Elle paraît tenir à une mortification insensible, moléculaire, à une exfoliation, pour ainsi dire, de l'épiderme épaissi. Le fond de cette ulcération est rougeâtre, villeux et sécrète un liquide séro-purulent. L'ulcération envahissant peu à peu le derme, le perfore, et met bientôt à nu, s'il y a lieu, la bourse synoviale. Celle-ci s'ouvre à son tour, en laissant échapper un liquide, soit séreux, soit séro-purulent. Bien entendu, l'existence de cette bourse n'est pas constante.

Ainsi constitué, l'ulcère présente plusieurs caractères curieux à étudier. Il est entouré par un bourrelet épidermique très-épais, ses bords sont taillés à pic, de là une forme particulière de l'ulcération qui lui a valu le nom d'ulcère en puits. Un autre caractère, bien autrement important, et sur lequel MM. Duplay et Morat et avant eux M. le professeur Guyon (1), ont beaucoup insisté, consiste dans l'insensibilité de cet ulcère, insensibilité portée à tel point que, presque toujours, les opérations tentées pour obtenir la guérison du mal perforant ont pu être faites sans que les malades ressentissent la moindre douleur.

Elle ne se limite pas à l'ulcère, mais s'étend tout autour de lui dans une zone plus ou moins grande. On l'a constatée parfois jusqu'à la partie postérieure de la jambe.

Elle affecte souvent la distribution d'une branche du nerf sciatique, occupe par exemple une moitié latérale de la face plantaire du pied. MM. Duplay et Morat, qui ont bien étudié ce symptôme, ont reconnu que cette

(1) Thèse de Paris. Maurel, 1871.

Pitoy.   2 insensibilité était un mélange d'analgésie et d'anesthésie. Leur étendue est souvent la même, et, quand le contraire arrive, c'est toujours la zone d'analgésie qui est la plus étendue. Dans ce cas, une épingle enfoncée dans les chairs produit une légère douleur en traversant la peau, et ne détermine aucune sensation quand on l'enfonce profondément dans les tissus. C'est cette insensibilité qui permet de comprendre que plusieurs malades ont pu marcher malgré l'existence de l'ulcération.

D'autres symptômes peuvent encore se manifester. Bien qu'ils soient peu constants, nous tenons à les signaler parce qu'ils nous aideront plus tard à nous rendre compte de la nature du mal perforant.

C'est ainsi que l'on a signalé tantôt des douleurs fulgurantes dans les membres inférieurs, et quelquefois même un peu d'incertitude dans la marche, tantôt un épaississement épidermique se généralisant à toute la face plantaire, et pouvant gagner la partie postérieure de la jambe, tantôt un changement de coloration de la peau qui prend une teinte plus ou moins brunâtre, des troubles dans les fonctions des glandes sudoripares du pied, les sueurs pouvant être complètement et subitement supprimées, ou devenir au contraire très-abondantes et quelquefois fétides, l'épaississement et l'incurvation des ongles, et enfin des lésions des articulations du pied malade.

Troisième période. — Le mal fait des progrès, et, méritant son nom, s'étend en profondeur. Le tissu cellulaire, les muscles sont atteints. Il peut alors survenir de petits phlegmons circonscrits généralement peu douloureux, et donnant naissance à du pus qui se collecte ou non. Parfois, et ce détail a son importance, ces inflammations revêtent la forme gangréneuse.

Quatrième période. — Les tendons, les articulations, les os, sont malades à leur tour. Du côté des os, on observe généralement de la carie et quelquefois de la nécrose et de l'ostéite. Cette ostéite présente souvent un caractère spécial; la surface malade est recouverte d'un nombre de bourgeons charnus tellement grand que M. Ranvier lui a donné le nom d'ostéite fongueuse. Les tendons se mortifient, s'exfolient. Les articulations s'ouvrent; les cartilages disparaissent par usure; les synoviales enflammées, épaissies, suppurent; les têtes articulaires se carient.

Complications. — Ce sont les symptômes peu constants que nous avons indiqués dans la seconde période, les inflammations gangréneuses ou non de la troisième période, et l'apparition de phlyctènes plus ou moins abondantes, plus ou moins volumineuses sur le pourtour de l'ulcération.

PATHOGÉNIE.

Notre but, dans cette partie de notre travail, est d'examiner une à une toutes les opinions émises sur la nature du mal perforant, d'en faire la critique, de les soutenir ou les combattre par les faits acquis à la science.

Nos observations personnelles trouveront naturellement leur place, lorsque nous en serons à l'examen de la théorie qu'elles nous semblent appuyer.

I. Tout d'abord se présente l'opinion de Vésigné, qui le premier a fait de l'ulcération du mal perforant une affection spéciale. Pour lui ce serait une variété de psoriasis palmaria. Cette idée est complètement abandonnée et avec raison. On ne voit pas quelle corrélation il peut y avoir entre les squames du psoriasis et un durillon épais, dur. Il y a bien une variété de psoriasis plantaria, analogue à la dartre squameuse centrifuge de la main, qui s'étend plus ou moins profondément dans les tissus. Mais, dans ce cas, la plante du pied devient rouge et saillante, elle se couvre d'une large squame blanche et sèche qui se détache et est successivement remplacée par d'autres plus excentriques. La peau se fendille. se gerce.

Et cependant Vésigné avait bien vu, dès 1852, qu'il n'y avait pas dans le mal perforant qu'une affection locale, quaud il disait : « Considérant que la maladie commençait dans l'épaisseur du derme ; qu'elle était très-opiniâtre, sinon incurable, qu'elle existait originairement avec ou par formation de callosités épidermiques, je me suis imaginé qu'elle était liée à une viciation générale, et j'en ai fait, à tort ou à raison, une variété du psoriasis palmaria. »

II. M. Leplat fait du mal perforant une lésion toute locale : « Les causes qui le produisent sont toujours mécaniques » (1). Pour lui, l'ulcère est dû à une mor-

____

(1) Leplat. Thèse de Paris, 1855.

tification lente, insensible et progressive de l'épiderme, mortification causée uniquement par la pression de la chaussure sur le pied. Aussi, dans son étiologie, attribue-t-il une grande part, dans la production du mal perforant, à la chaussure qui, si elle est mal conditionnée, peut faire supporter la pression du poids du corps à une région qui n'y est pas destinée. La profession jouerait à son tour un grand rôle. Les personnes obligées de beaucoup marcher, ou forcées de travailler debout, y seraient beaucoup plus prédisposées que les autres. Et, à ce propos, il fait remarquer que le mal perforant se rencontre exclusivement chez l'homme. Ses huit observations concernent des hommes. En outre, il ajoute que les lieux d'élection du mal perforant sont les surfaces qui supportent le corps dans la station debout.

Cette opinion soulève de nombreuses objections. Le mal perforant, il est vrai, se rencontre surtout chez l'homme auquel sont naturellement dévolues les professions les plus pénibles, mais, depuis l'époque où M. Leplat a écrit sa thèse, on l'a observé chez la femme.

D'ailleurs, si on considère que d'un côté le nombre d'individus soumis, par suite de leur métier, à une pression forte et prolongée du pied est très-considérable, tandis que cette maladie est relativement fort rare, on sera obligé d'admettre une cause en dehors de celles qui sont simplement locales.

En outre, la pression étant égale dans les deux pieds pour les mêmes points, on ne voit pas pourquoi cette cause serait suffisante pour produire le mal dans un pied et insuffisante pour l'amener dans l'autre. Dans une de nos observations, le malade est facteur de pianos et travaille plus souvent assis que debout. Combien d'hommes, n'osant se soustraire aux caprices de la mode, soumettent leurs pieds à une véritable torture, en les emprisonnant dans des chaussures trop étroites, et cependant n'ont jamais de mal perforant! Il n'y a pas d'épiderme au centre de l'ulcère, lorsqu'il s'est produit, puisqu'il n'y a plus de durillon; pourquoi alors, si le durillon est cause de l'affection, le mal ne guérit-il pas immédiatement?

D'un autre côté, n'a-t-on pas fait remarquer plusieurs fois que le durillon, et par suite l'ulcération, pouvait se développer dans des endroits où ne s'exerce aucune pression, et en particulier dans les interlignes articulaires. Et la fréquence de la récidive des ulcérations ne montre-t-elle pas aussi que ce n'est pas à une cause extérieure qu'il faut attribuer le mal perforant?

M. Gosselin a appuyé l'opinion de M. Leplat tout en la modifiant un peu. Dans une leçon faite à l'hôpital de la Pitié et publiée dans la *Gazette des Hôpitaux* du 8 août 1867, ce savant professeur met en première ligne dans l'étiologie du mal perforant la station verticale habituelle ou très-prolongée, et, à ce sujet, fait remarquer que tous les hommes atteints de cette affection sont grands, forts, corpulents, et obligés par leur profession de soulever et porter de lourds fardeaux, ce qui accroît d'autant la charge que supportent les pieds. Pour lui, au début, on observe simplement une inflammation interépidermo-dermique; le derme est épaissi, entre lui et l'épiderme existe un peu de liquide séro-purulent. Puis, l'inflammation continuant à faire des progrès, gagne la bourse synoviale normale ou accidentelle sous-jacente, et il se développe un hygroma aigu. Plus tard l'inflammation devient ulcérative en même temps que suppurative ; le durillon s'ulcère, la bourse synoviale suppure, et l'inflammation se propage peu à peu aux parties profondes, atteignant bientôt l'articulation et les os. Se basant sur l'anatomie pathologique, la marche et l'étiologie de cette maladie, il propose de l'appeler : *dermo-synovite ulcéreuse au niveau d'un durillon.*

Malgré la haute autorité qui s'attache au nom de M. Gosselin, esprit éminemment judicieux, nous ne pouvons partager sa manière de voir. Cette bourse synoviale, normale ou accidentelle, dont il parle, n'est pas constante, et, le fût-elle, que son opinion serait passible des mêmes objections que celle de M. Leplat.

D'ailleurs M. Gosselin se rendait bien compte de la nécessité d'invoquer une cause en dehors de la pression. Il cherche s'il n'y aurait pas de causes générales analogues à celles qui amènent habituellement les ulcères sur divers points de l'économie. Il repousse la théorie qui veut que le mal perforant succède à des ténons artérielles, il ne pense pas qu'on puisse faire intervenir la scrofule, le scorbut, la syphilis et ne trouve à signaler que l'âge et les habitudes alcooliques.

III. Quelques auteurs n'ont voulu voir dans le mal perforant qu'une ostéite produisant une fistule, et, par conséquent, ulcérant la peau de dedans en dehors. Mais l'absence de durillon, du bourrelet épidermique, la facilité de la cicatrisation, le manque de récidive, l'existence d'une diathèse (scrofule, syphilis), prouvent surabondamment que cette ulcération diffère complètement de celle du mal perforant.

M. Maurel, dans sa thèse, soutient cette opinion avec beaucoup de talent. Se basant sur l'autopsie d'un orteil amputé pour le mal perforant, qui lui a permis de constater qu'il y avait une couche papillaire recouverte d'épiderme sur la partie ulcérée elle-même, il prétend que, dans l'ulcération plantaire, la peau est envahie par un tissu morbide, que son œuvre se fait par la profondeur et non par les couches superficielles, qu'en un mot, il n'y a pas perforation successive, de dehors en dedans, des parties molles jusqu'à l'os par un durillon qui n'existerait même plus quand la maladie est confirmée. L'agent de la perforation serait soit une tête articulaire, soit un abcès, etc. Suivant sa propre expression, le mal perforant serait plutôt un mal perforé. Partant de là, il conclut en disant que le plus souvent cette maladie est la conséquence d'une ostéite raréfiante, d'une synovite fongueuse, d'un enchondrôme de l'os ou d'un fibrôme sous-cutané. Ainsi, suivant M. Maurel, on ne doit plus considérer le mal perforant comme portant en lui-même sa caractéristique, et il n'y a plus lieu de le conserver comme type d'une maladie particulière.

On peut répondre à M. Maurel qu'une fois seulement il a pu constater la présence de la couche papillaire à la surface de l'ulcère, que, dans ce cas, on avait affaire à une ostéite coïncidant avec un durillon, et que l'ulcère perforant se présente avec des caractères pathognomoniques qui permettent de le distinguer nettement des perforations de la peau produites par les affections qu'il a indiquées. Nous n'insistons pas, nous contentant de montrer que cette opinion repose sur une base peu solide.

IV. Plus tard, M. Poncet, dans deux articles parus à huit années d'intervalle, voulut établir une analogie complète entre le mal perforant et une variété de lèpre qu'il observa au Mexique et à laquelle il a donné le nom de lèpre antonine ou anesthésique. Dans son dernier article, il s'appuya sur l'autopsie d'un mal perforant observé par M. le professeur Courty, de Montpellier. Nous ne saurions mieux faire que de reproduire le résumé de l'examen microscopique qu'il fit alors. « Au voisinage de l'ulcère, hypertrophie épithéliale, obturation des vaisseaux dans les papilles du derme et dans le derme lui-même par une matière amorphe ; transformation fibreuse des petits vaisseaux qui deviennent de véritables cordons non perméables ; dégénérescence de toutes les parties molles, graisse, tissu cellulaire, tendons, en une masse uniforme et épaisse, serrée, de nature connective ; ostéite fibreuse avec hypertrophie, puis atrophie consécutive des phalanges ; disparition des cartilages et de l'article comblé par du tissu fibreux ; compression des nerfs sous la production embryonnaire, qui finit par atrophier et détruire les tubes nerveux, tels sont les faits révélés par l'examen microscopique. » Ainsi, il existerait une sclérose primitive qui, retentissant sur les vaisseaux et sur les nerfs, amènerait, d'une part, l'insensibité, d'autre part, l'oblitération des vaisseaux de la peau, puis l'ulcération et quelquefois la mortification. Comme, dans les cas de lèpre antonine que M. Poncet a pu observer, il se produit une transformation fibreuse analogue, ce chirurgien en conclut que le processus pathologique est le même dans les deux maladies. Cette conclusion nous semble inexacte : la transformation fibreuse des parties molles et osseuses observée dans le cas de M. Courty est loin d'être constante. Nous croyons, au contraire, que c'est une exception, n'en ayant trouvé qu'un autre exemple rapporté par MM. Duplay et Morat.

D'ailleurs, M. Poncet a vu dans les symptômes des deux affections une analogie qui n'est pas réelle. Il fonde cette ressemblance sur l'existence d'une zone d'insensibilité, d'un bourrelet épithélial, sur la production de durillons, sur la forme de l'ulcère gangréneux, forme en puits, et même enfin sur l'hérédité. Si les quatre premiers de ces symptômes existent dans les deux cas, il n'en est pas ainsi du dernier. L'hérédité du mal perforant n'a été constatée que chez le malade de Nélaton, et nous avons vu que dans ce cas on n'avait pas affaire au mal perforant.

Enfin, par ses autres symptômes (fièvre lépreuse, siéges multiples à la face, aux mains, aux pieds), la lèpre anesthésique diffère complètement de l'affection qui nous occupe. Aussi ne croyons-nous pas qu'il soit possible d'adopter les idées de M. Poncet, quelque ingénieuses qu'elles soient.

D'après les récentes recherches de Virchow, dans la lèpre anesthésique, le processus initial consisterait en une péri-névrite caractérisée par une prolifération cellulaire spéciale, siégeant dans l'intervalle des tubes nerveux et déterminant leur destruction lente. Il y a aussi,

comme nous le verrons plus loin, périnévrite dans le
mal perforant, mais ici elle est secondaire, et loin de
causer l'ulcération, elle en est la conséquence.

V. L'insuffisance de la raison invoquée par M. Leplat pour expliquer la production du mal perforant,
avait frappé bien des observateurs. Aussi M. Péan,
ayant pu faire l'autopsie d'un pied amputé pour cette
ulcération, et ayant constaté des altérations vasculaires
importantes, n'hésita-t-il pas à leur attribuer la plus
grande part dans le développement de l'ulcère. Il fut
suivi dans cette voie par des esprits éminents tels que
Dolbeau, Morel-Lavallée; et M. Delsoll, dans sa thèse
justement remarquée, ne voulut pas reconnaître d'autre origine au mal perforant.

Selon ces auteurs, le mal perforant se développerait
chez les gens atteints d'artérite chronique. Partie des
gros vaisseaux, l'artérite se propagerait insensiblement
vers la périphérie et amènerait l'épaississement des parois vasculaires et la production de plaques calcaires et
athéromateuses. Cet épaississement des parois, ces pro-
duits morbides auraient pour effet inévitables, de di-
minuer le calibre des vaisseaux en les obturant. De là,
résulterait nécessairement une diminution dans la vitalité des tissus qui recevraient moins de sang. Leur
force de résistance aux agents extérieurs serait moindre; et une cause incapable d'altérer un tissu bien
nourri, doué de toute sa vitalité, pourrait être assez
forte pour léser un tissu qui ne recevrait du sang qu'en
quantité insuffisante. Ainsi, d'après cette opinion, la
pression longue et répétée du pied sur le sol suffirait à
expliquer la naissance du mal perforant chez les indi-

vidus dont les artères seraient malades. De même que la gangrène symétrique des extrémités de M. Reynaud est liée à une affection vasculaire, de même, le mal perforant serait dû à une lésion artérielle. Seulement, dans le premier cas, la lésion est assez considérable pour produire une mortification étendue; dans le second, le calibre des vaisseaux étant moins diminué, la nutrition des tissus, bien qu'affaiblie, se fait encore, et aucune ulcération ne se montrerait, si la pression extérieure ne venait en aide à la dégénérescence artérielle. Le mal perforant serait donc le résultat d'une gangrène moléculaire due à l'insuffisance de la circulation dans les artères du pied, gangrène qui commencerait par les couches superficielles du pied, pour s'étendre ensuite progressivement (au tissu cellulaire sous-cutané, aux tendons, aux os. Dès lors, les inflammations gangréneuses, observées si souvent dans le cours du mal perforant, s'expliqueraient facilement.

Partant de cet idée, regardant là lésion vasculaire comme le fait capital de la maladie, M. Montaignac a même proposé de lui donner le nom d'ulcère artério-athéromateux.

Sans rejeter complètement cette théorie, nous ne partageons pas l'enthousiasme qu'elle a inspiré, et nous allons essayer de montrer ce qu'elle a d'exagéré. Les auteurs se sont appuyés sur l'anatomie pathologique et sur la physiologie. Nous admettons avec eux qu'il est possible que l'ossification artérielle, produisant une diminution dans le calibre des vaisseaux, puisse occasionner un trouble permanent dans la nutrition des tissus et leur enlever une partie de leur vitalité, que ces tissus affaiblis, soumis à une pression forte et prolongée, puissent donner lieu à la formation d'un durillon et d'une ulcération. Mais est-ce à dire qu'il en est toujours de même, et que le mal perforant est toujours précédé d'une dégénérescence athéromateuse ? Nous ne le pensons pas pour plusieurs raisons.

On ne s'est pas assez préoccupé, dans les examens histologiques qui ont été faits, de distinguer, parmi les lésions artérielles, celles qui avaient pu précéder l'ulcération de celles qui avaient dû en être la conséquence forcée. Ainsi, dans le cas de M. Péan, où le malade avait eu successivement les deux pieds atteints de mal perforant, cette séparation ne nous semble pas avoir été faite. Ce chirurgien constate un épaississement des tuniques artérielles, des incrustations calcaires dans leurs parois. Il trouve des concrétions fibrineuses, mélaniques, dans les artères plantaires, pédieuses et tibiales, obstruant une partie de leur calibre, et, en même temps, il ajoute que c'est dans les artères plantaires que l'oblitération paraissait la plus complète, que quelques-unes de leurs branches étaient à peu près à l'état normal, et que les lésions observées étaient moins considérables dans les artères tibiales. La même remarque s'applique aux autres observations dans lesquelles l'autopsie a pu être faite. Dans les artères collatérales, plantaires et dorsales, on constate que des granulations ont envahi les parois, et, en quelque sorte, confondu les trois tuniques. Leur lumière est considérablement diminuée, et quelquefois a disparu au point de ne pouvoir être trouvée par l'incision. Non-seulement les parois sont confondues, mais les vaisseaux eux-mêmes sont difficiles à isoler des tissus voisins. Ils sont durs au toucher. Les artères pédieuse, tibiale postérieure, déjà plus éloignées, sont moins altérées. On constate bien qu'elles sont devenues très-épaisses, que leur calibre est considérablement diminué, qu'elles offrent l'aspect d'un cordon cylindrique au lieu d'être aplaties comme à l'état normal, que leurs trois parois sont malades ; mais, en même temps, on ne peut s'empêcher de reconnaître que l'altération porte surtout sur la tunique interne. Le plus souvent, on ne trouve pas de plaques calcaires ou athéromateuses. Plus on se rapproche du cœur, plus les lésions diminuent ; et chez un malade qui a succombé à une affection intercurrente, MM. Duplay et Morat ont pu nettement constater que les altérations ne s'étendaient pas au delà de l'artère iliaque, qu'elles allaient en diminuant au fur et à mesure qu'on se rapprochait du cœur, que les vaisseaux du membre sain ne portaient aucune lésion, que l'aorte, le cœur, étaient dans un état d'intégrité complète.

Que conclure de là, si non que les lésions vasculaires, le plus souvent, ne sont pas primitives, et que, quand on les a observées, si on leur a si souvent attribué la production du mal perforant, cela tenait à ce que l'on se rendait parfaitement compte de l'insuffisance de la pression du pied à expliquer l'ulcération ? Si ces altérations étaient le fait primordial de la maladie, elles iraient en diminuant du cœur à la périphérie. Impuissante à altérer d'une façon notable le cours du sang dans les vaisseaux d'un gros calibre, leur action se ferait surtout sentir dans les petites artères, il est vrai, et là seulement, pourrait amener des troubles dans la nutrition des tissus ; mais leur constatation serait facile dans tout le système artériel. D'ailleurs, dans plusieurs observations, on n'a noté aucune dégénérescence calcaire ou athéromateuse.

N'est-il pas plus simple d'admettre, avec MM. Duplay et Morat, que ces lésions observées à l'autopsie sont la conséquence du mal perforant et non sa cause, au moins dans la grande majorité des cas? Ces deux faits : d'une part, que les altérations diminuent en même temps que les artères s'éloignent du siége de l'ulcération, et disparaissent même complètement à une certaine hauteur, d'autre part, que les lésions intéressent surtout la tunique interne, ne semblent-ils pas indiquer que la maladie artérielle est une inflammation propagée de l'ulcère aux vaisseaux de la région par continuité de tissu? En un mot, n'avons-nous pas affaire, dans ces cas, à une endartérite par propagation plutôt qu'à un athérome artériel?

D'ailleurs, quel rapport constant peut-on établir entre une ulcération qui survient à tout âge, et l'ossification des artères qui est une maladie de la vieillesse, bien que souvent l'alcoolisme vienne en aide à l'âge.

Cependant, nous nous gardons bien d'affirmer que le mal perforant ne puisse jamais reconnaître comme origine une affection vasculaire. Nous croyons la chose possible, et nous pensons qu'il en a été ainsi dans un certain nombre de cas.

M. Lucain a nettement constaté, au moyen du sphygmographe, l'existence de l'athérome artériel chez un certain nombre de ses malades. Sans accorder à ce fait plus d'importance qu'il n'en a, sans méconnaître que bien des hommes sont athéromateux sans avoir de mal perforant, nous admettons avec M. Lucain, que cet état des vaisseaux a pu quelquefois causer l'ulcération.

Ce que nous avons voulu établir, c'est que ces exemples sont moins fréquents qu'on ne le suppose, c'est que, notamment dans les cas où l'autopsie n'a pu révéler les dégénérescences calcaires et athéromateuses, les lésions artérielles étaient la conséquence et non la cause de la maladie. Nous avons aussi voulu montrer combien M. Montaignac était peu fondé à vouloir remplacer par la dénomination d'ulcère artério-athéromateux l'expression de mal perforant, qui a au moins le mérite de ne rien préjuger sur la nature de la maladie.

D'ailleurs, dans plusieurs de ces cas où l'élément vasculaire joue le principal rôle, on a signalé, comme nous le verrons plus loin, des troubles nerveux auxquels on n'a attaché aucune importance. C'est qu'alors l'attention n'était pas éveillée, on ne soupçonnait pas qu'une altération nerveuse pût produire une affection de cette nature. On était en présence d'une théorie qui expliquait le mal, on appliquait cette théorie, sans prendre garde à ce qu'elle avait de défectueux.

Quant aux inflammations gangréneuses, qui peuvent compliquer le mal perforant, et qui semblent indiquer une diminution dans la vitalité des tissus, nous verrons tout à l'heure qu'elles sont aussi faciles à expliquer, en admettant l'opinion de MM. Duplay et Morat qu'en partageant celle que nous venons de discuter.

Quoi qu'il en soit, cette théorie a fait faire un grand pas à la pathogénie du mal perforant. Elle a le grand mérite d'avoir éveillé l'attention de l'observateur, d'avoir montré qu'il ne suffit pas d'interroger l'état local, et d'avoir préparé la dernière opinion que nous allons examiner, celle qui place le mal perforant sous la dépendance d'une altération du système nerveux.

VI. A MM. Duplay et Morat revient l'honneur d'avoir établi que des lésions nerveuses diverses pouvaient être la source du mal perforant. Déjà en 1868, M. Lucain avait publié plusieurs observations de mal perforant chez des individus atteints d'affection nerveuse, et avait été frappé de cette coïncidence. Mais il s'était contenté de la signaler, de dire même que la lésion nerveuse pouvait être la cause de l'ulcération, et n'avait pas cherché à établir quel rapport il pouvait y avoir entre des lésions si dissemblables en apparence. La même année, M. Montaignac, à propos d'une autopsie qui avait permis de constater que les branches nerveuses des doigts étaient comprimées par une couche épaisse d'urate de chaux, écrivait : « Qui dit que ces dépôts qui englobaient les branches nerveuses ne pouvaient pas y comprendre les nerfs vaso-moteurs, par conséquent troubler la nutrition des tuniques artérielles, et amener plus tard des lésions semblables à celles que nous étudions ? » D'ailleurs, à l'époque où paraissaient ces thèses, les troubles trophiques étaient à peine connus, on commençait seulement à les étudier, et ce n'est que plus tard que les beaux travaux de nos physiologistes ont fait connaître en France l'influence des nerfs ou des centres nerveux sur la nutrition des tissus.

C'est à cette influence nutritive que MM. Duplay et Morat, faisant table rase de toutes les opinions émises auparavant, attribuent la production du mal perforant. Pour bien comprendre cette action nerveuse sur la nutrition, il nous paraît nécessaire d'entrer ici dans quelques considérations sur la physiologie des centres nerveux et de leurs conducteurs.

Depuis longtemps l'influence des nerfs sur la nutrition était pressentie. Déjà, en 1837, Brodie avait pu écrire : « Un des résultats d'une blessure de la moelle épinière, c'est la diminution des puissances vitales des tissus externes, de sorte que la gangrène se développe et les eschares se produisent sous l'influence de la plus légère pression. » Mais Brodie n'avait pu aller plus loin, et n'avait pu dire alors quel devait être le siége de la blessure pour qu'il y ait affaiblissement de la puissance vitale des tissus.

Plus tard, en 1860, Samuel fit un pas de plus. S'appuyant à la fois sur la physiologie et sur la pathologie, il affirma l'existence de nerfs trophiques dont il ne put décrire ni le trajet, ni la situation. Pour lui, chaque nerf trophique entretient dans son domaine la vivacité du procsssus nutritif. Si son influence disparaît, cette vivacité diminue sans que la nutrition soit éteinte pour cela. Elle n'est pas arrêtée, mais seulement affaiblie, amoindrie. Si, au contraire, l'influence du nerf trophique augmente, la vivacité du processus nutritif est augmentée. Puis il arrive à placer l'origine de ces nerfs dans les ganglions spinaux situés sur les racines postérieures des nerfs rachidiens, et dans les ganglions analogues des nerfs crâniens. Mais jamais il ne put démontrer anatomiquement l'existence des nerfs trophiques, et, à plus forte raison, leur origine.

L'élan était donné, de nombreux travaux furent entrepris en France et à l'étranger pour vérifier les idées de Samuel. On est ainsi arrivé à montrer que les nerfs exercent bien réellement une influence remarquable sur la nutrition des tissus, et en même temps à monrer ce qu'il y avait d'erroné dans la théorie de Samuel. On n'a pu encore résoudre d'une façon définitive un problème dont les données sont si vagues et si confuses. Cependant on est à peu près d'accord pour admettre que l'axe gris de la moelle, et, d'une façon précise, les cellules des cornes antérieures jouissent de l'influence trophique, à l'exclusion complète des autres régions médullaires. Cette opinion a d'autant plus de poids qu'elle s'appuie sur la pathologie. D'un autre côté, M. le professeur Vulpian, dans ses belles expériences sur la régénération et la dégénération des nerfs à la suite de leur section, a montré, qu'en se plaçant au point de vue de l'influence trophique des nerfs, deux cas bien distincts se présentent. Si la section est nette, complète, s'il n'y a pas d'irritation des bouts divisés, ses effets sont tout simplement ceux de l'absence d'action nerveuse, aucun trouble trophique ne se produit ; si, au contraire, la section résulte de plaies, de contusion, de tiraillement, si, en un mot, elle est incomplète et de nature à déterminer dans le nerf un état d'irritation, on voit bientôt naître des troubles trophiques.

Bien plus, les lésions cérébrales peuvent aussi produire ces troubles. On a étudié, depuis quelque temps, chez les hémiplégiques, les artropathies survenant du côté paralysé, un mois environ après le début de la maladie. On connaît depuis longtemps les eschares à formation rapide de l'hémorrhagie cérébrale. M. Charcot, dans ses leçons sur les maladies du système nerveux, cite plusieurs cas de troubles trophiques développés sous l'influence directe des lésions partielles de l'encéphale. Chez une vieille femme atteinte d'hémiplégie, une éruption de zona apparut sur la cuisse du côté paralysé; l'éruption parut en même temps que la paralysie et disparut avec elle. Chez un enfant, un zona se développa sur le trajet des branches superficielles du nerf crural, trois jours après le développement d'une hémiplégie occupant le même côté du corps que l'éruption.

On le voit, l'influence trophique est dévolue et à l'encéphale sans que l'on puisse localiser son siége, et aux cornes antérieures de la moelle, et aux nerfs.

On a soutenu que ces troubles trophiques étaient la conséquence de l'anesthésie. Que cette idée soit vraie ou non, peu nous importe dans la discussion actuelle; il nous suffit de faire remarquer qu'elle affirme l'existence de ces troubles. La même observation s'applique à la théorie qui attribue l'influence trophique au système du grand sympathique.

Ces troubles trophiques sont nombreux et variés, et peuvent affecter les régions du corps les plus diverses : la peau, le tissu cellulaire, les muscles, les articulations, les os et même les viscères. Quel que soit leur siége, ils se font remarquer par leur ténacité, leur difficulté à se guérir, et leurs récidives.

Du côté de la peau, on observe des éruptions de forme variable, mais surtout vésiculeuses et bulleuses, le zona, l'eczéma, des éruptions pemphigoïdes, de l'érythème, de l'inflammation qui ressemble tantôt à celle du phlegmon, tantôt à la sclérodermie, des troubles de la pigmentation, des changements dans la coloration et la forme des ongles. Les muscles s'atrophient et perdent d'une façon complète ou incomplète la contractilité électrique. Les articulations peuvent présenter une inflammation comparable à celle du rhumatisme articulaire sub-aigu, inflammation qui se termine promptement par l'ankylose. Les os sont atteints de périostite, de nécrose. Les viscères eux-mêmes peuvent devenir malades, et l'on a rapporté des cas de néphrite, de cystite consécutifs à des altérations nerveuses.

Pour MM. Duplay et Morat, le mal perforant est un accident de plus à ajouter à ceux que nous venons d'énumérer. Comme eux il est dû à une lésion de l'encéphale, de l'axe gris de la moelle ou du nerf sciatique. Les faits prouvant cette assertion sont déjà en assez grand nombre, et il y a tout lieu d'espérer que dorénavant l'attention étant dirigée de ce côté, ils s'accumuleront sans cesse. C'est ici que trouvent naturellement leur place nos observations personnelles que nous ferons suivre de quelques réflexions.

OBSERVATION I.

Mal perforant chez un ataxique.

Graziano (Eugène), âgé de 55 ans, facteur de pianos, entre le 12 novembre, à l'hôpital de la Charité, salle Saint-Charles, n° 23, dans le service de M. Hardy.

Cet homme s'est très-bien porté jusqu'en 1870. Pas d'antécédents héréditaires; n'est pas scrofuleux et n'a pas eu la syphilis.

Il n'avoue aucun excès alcoolique. Le cœur est sain ; au sphygmo-graphe, les artères donnent un tracé normal.

Il y a sept ans, il a commencé à avoir des douleurs fulgurantes dans les membres inférieurs et surtout dans la ceinture. Depuis ce temps, sa marche est devenue de plus en plus incertaine. Ac-tuellement il peut à peine marcher seul, et ne peut faire un pas les yeux fermés. Il accuse des troubles de la vue. M. Duguet, puis M. Hardy, diagnostiquent une ataxie locomotrice.

Au mois d'octobre 1873, il s'est aperçu de la présence d'un petit durillon au pied gauche. Ce durillon, qui était placé sous le gros orteil gauche, s'ouvrit bientôt, et par l'ouverture il sortit du sang et du pus. L'ulcération a persisté quinze mois ; mais n'a pas forcé le malade à garder le lit. Pendant qu'il avait ce mal perforant, il est entré à l'hôpital Saint-Antoine, mais à cause de son ataxie.

Actuellement, on constate sous le gros orteil gauche, les traces de son affection. La peau est un peu épaissie ; mais il n'y a pas de durillon.

Nous savons bien que dans l'axaxie locomotrice, les lésions nerveuses siégent dans les cordons postérieurs de la moelle ; mais, nous appuyant sur l'autorité de M. le professeur Charcot, nous pouvons affirmer que les cellules des cornes antérieures peuvent aussi être malades dans le tabes dorsualis. Ce savant médecin cite, en effet, deux cas d'arthropathie compliquant l'ataxie locomotrice dans lesquels l'autopsie fut pratiquée. « Les cornes antérieures de la substance grise, dit-il, étaient remarquablement atrophiées et déformées, et un grand nombre des cellules nerveuses, celles du groupe externe surtout, avaient diminué de volume, ou même avaient disparu sans laisser de traces. L'altération se montrait sur la corne antérieure correspondant au côté du corps où siégeait la lésion articulaire. » Cet examen histolo-gique est significatif, il montre clairement le rapport qui existe entre les lésions articulaires et médullaires.

D'ailleurs, M. Charcot a remarqué que, dans ces cas d'arthropathie nerveuse dans le cours d'une sclérose des cordons postérieurs, il y avait fréquemment un certain degré d'atrophie musculaire dans le membre affecté. C'est là une nouvelle circonstance qui semble désigner aussi les cornes antérieures comme siége particulier de la lésion spéciale.

Il ne nous a pas été donné de faire l'autopsie de notre malade ; mais nous pouvons admettre, avec quelque raison, que, étant donnée la fréquence des cas où le mal perforant est un trouble trophique, et la possibilité de lésions de l'axe gris médullaire dans l'ataxie locomotrice, dans le cas actuel, nous aurions trouvé ces altérations. Le mal perforant devra donc être regardé comme une anomalie de plus à ajouter à celles que M. Charcot a étudiées dans son chapitre sur les anomalies de l'ataxie locomotrice.

OBSERVATION II.

Mal perforant compliquant l'atrophie musculaire progressive.

J. P...., âgé de 43 ans, garçon marchand de vins, est entré à l'hôpital de la Charité, salle Saint-Charles, n° 18, dans le service de M. Hardy, au mois d'octobre 1877.

Pas de maladies antérieures. Ses frères et sœur sont bien portants. Ses parents sont morts à un âge avancé, sans qu'il puisse dire quelles ont été leurs maladies. Il est brun, bien membré, et a toujours été très-vigoureux jusqu'au début de sa maladie.

Bien que travaillant chez un marchand de vins, il affirme n'avoir jamais beaucoup bu. D'ailleurs, le pouls n'annonce pas des artères athéromateuses. Il n'a pas de rêves la nuit.

Le malade, il y a vingt-deux mois, s'est aperçu qu'il s'affaiblissait sensiblement. Ses jambes perdaient de leurs forces ; puis ce fut le tour de ses bras. Il remarque en même temps que ses pieds, ses jambes et puis ses mains maigrissent peu à peu. Il est alors entré dans le service de M. Vulpian, à la Charité, et y est resté pendant neuf mois. On l'a traité pour une atrophie musculaire progressive.

Au bout de six à sept mois, il a perdu la sensibilité dans les deux pieds, puis a fini par la retrouver insensiblement, mais d'une façon incomplète cependant.

Quand il entre dans le service de M. Hardy, alors suppléé par M. Duguet, on constate un amaigrissement général, mais plus marqué, aux extrémités des membres. Les éminences thénar et hypothénar ont presque disparu ; au pied la fonte musculaire est aussi visible. Il se plaint de douleurs qui ressemblent aux douleurs fulgurantes et qui s'étendent du pied au genou dans les deux membres inférieurs, et de la main au coude dans le bras droit. Le diagnostic-atrophie musculaire progressive est confirmé.

Aux deux pieds les orteils sont un peu fléchis, recourbés ; de sorte que la pulpe du gros orteil appuie sur la chaussure, dans la marche. Les orteils ont cette disposition depuis quinze mois environ. Il y a dix mois, c'est-à-dire quatre mois après cette incurvation, il remarqua sous la seconde phalange de chacun des deux gros orteils, un durillon qui ne tarda pas à s'ulcérer et qui le força à garder le lit.

Actuellement, le mal perforant du pied droit est guéri. Ses traces sont encore visibles. La phalange et l'articulation n'ont pas été malades. Mais au pied gauche il n'en a pas été de même. L'ulcération existe encore ; elle est entourée par l'épiderme très-épaissi et a bien la forme en puits signalée par quelques auteurs. Le stylet ne me fait pas découvrir de dénudation osseuse. Pas de crépitation de l'articulation.

La sensibilité est nulle sur toute la surface de l'ulcère et même sur tout le gros orteil et une partie de la plante du pied. Le malade peut marcher. Pour le faire plus facilement à cause et de la forme des doigts des deux pieds et de la présence du mal perforant, il a fait une incision occupant presque toute la partie supérieure de ses chaussures.

Le 28 novembre, bien qu'il soit toujours malade, bien que l'atrophie musculaire progressive continue à faire des progrès, le malade veut sortir de l'hôpital. Son mal perforant du pied gauche n'est pas guéri ; mais son insensibilité et la modification qu'il a apportée à ses chaussures, lui permettent de marcher.

Ici la relation entre l'affection générale et les ulcérations des pieds est des plus faciles à établir, puisque, dans l'atrophie musculaire progressive, on trouve constamment une sclérose des cornes antérieures de la substance grise, avec atrophie des cellules nerveuses. Que l'on considère ces lésions comme primitives (MM Charcot, Hayem), ou comme succédant aux lésions musculaires (Trousseau), l'altération n'en existe pas moins etn'en produit pas moins des troubles nutritifs.

Nous n'avons pu trouver dans la science aucun cas de mal perforant chez un individu atteint de paralysie spinale ou essentielle de l'enfance, qui, comme l'on sait, est due à des lésions nerveuses siégeant dans la même région. Mais nous ne doutons pas qu'on puisse en rencontrer.Et nous nous expliquons cette absence complète d'observation en considérant que les lésions n'existent que dans une région très-limitée, et que, par suite, l'endroit où peuvent naître des troubles trophiques est peu étendu.

OBSERVATION III.

Le nommé Thiby (Auguste), âgé de 32 ans, herboriste, d'un tempérament scrofuleux, est entré à l'Hôtel-Dieu, le 3 janvier 1873, salle Sainte-Marthe, n° 28, dans le service de M. Richet.

Le malade a eu dans sa jeunesse des écoulements d'oreille; il porte des traces d'adénite. Il est syphilitique. Actuellement il a des douleurs ostéocopes au tibia et souffre de la tête. En 1868, il eut une attaque de rhumatisme articulaire aigu.

Il se plaint d'une incontinence d'urine qu'il a eue toute sa vie. Ce n'est pas une incontinence nocturne; elle se montre également pendant qu'il est éveillé. Il n'urine pas par regorgement.

Ce malade porte deux durillons, l'un sous la première phalange du gros orteil, l'autre à la partie externe de cette phalange. Tous deux sont ulcérés. Le premier s'ulcéra il y a environ trois mois. Il entra alors à l'hôpital Necker, puis en sortit parce qu'il craignait une opération. Enfin, il vint à l'Hôtel-Dieu, le 3 janvier. On constate un gonflement considérable de tout le gros orteil, qui de plus est chaud. La peau est rouge violacée. Les deux ulcérations laissent suinter un pus d'une odeur forte et assez louable. Tout autour de l'ulcération la peau est épaissie et forme un bourrelet considérable.

Un stylet introduit rencontre un corps dur, immobile, qui ne peut être autre chose qu'un séquestre. En introduisant un second stylet par l'autre fistule, on ne peut arriver à constater la mobilité du séquestre.

L'ulcération est insensible et cette insensibilité s'étend tout autour dans une zone assez étendue. Aussi, le malade peut marcher.

Au dire du malade, le pied gauche a suppuré il y a quelque temps. Il a eu un durillon qui s'est ulcéré, et par l'ouverture sont sortis quelques fragments d'os. Aujourd'hui tout est cicatrisé et l'on ne trouve plus que quelques traces de cette affection.

L'état général est bon.

On l'a d'abord traité par le repos, les cataplasmes; puis, le 18 janvier, M. Richet a fait la résection de la première phalange qui était nécrosée presque tout entière.

Pansement avec des boulettes de charpie imbibées de vin aromatique. Application de cataplasmes.

Le 20. La peau est en bon état. L'appétit est bon. Pas de fièvre ni de frissons.

Le 1er février. La plaie a très-bon aspect. Le malade marche et ne se plaint pas. Les bords de la plaie se recouvrent de bourgeons charnus. Pansement au vin aromatique.

Le 4. Le malade sort guéri.

Dans ce cas, il est difficile de remonter à la cause du mal perforant. Cependant le malade présente un trouble dans les fonctions de la vessie, trouble qui tient évidemment à un vice dans l'innervation de la vessie, sans qu'il nous soit possible de dire à quelle lésion ce vice est lié. A l'époque où nous avons vu ce malade, nous n'avions fait encore aucune recherche sur la pathogénie du mal perforant, et notre attention n'a pu être dirigée vers l'examen complet du système nerveux. Bien qu'elle ne soit rien moins que concluante, nous avons tenu à présenter cette observation, ne serait-ce que pour donner une idée des difficultés auxquelles on se heurte quand on veut remonter à la source de la maladie.

Il nous serait facile d'ajouter à ces exemples les observations rapportées par les auteurs. Nous nous contenterons d'en résumer quelques-unes.

MM. Duplay et Morat ont publié l'histoire de quatre malades ayant évidemment des lésions nerveuses.

Dans deux cas, le nerf sciatique avait été atteint et lésé par une balle. La blessure siégeait, chez le premier, au milieu de la partie postérieure de la cuisse, et chez le second entre le grand trochanter et l'ischion. Dans les deux cas, il y avait eu paralysie du membre inférieur.

Chez le troisième malade, un kyste hydatique, reconnu seulement après la mort, comprimait les nerfs de la queue de cheval. Ce kyste avait deux foyers communiquant ensemble ; l'un siégeait dans le canal rachidien, l'autre lui était extérieur. La moelle était intacte, mais les altérations du nerf sciatique droit étaient des plus évidentes, et c'est au pied droit que siégeait l'ulcération.

Dans la quatrième observation, le malade était ataxique et présentait des ulcères perforants multiples sous plusieurs orteils du pied gauche.

M. Charcot raconte l'histoire d'une femme qui portait dans le flanc gauche une tumeur comprimant les origines des nerfs sciatique et crural du membre inférieur correspondant. Chez elle, on s'aperçut un matin de la présence d'une eschare au voisinage de la région sacré ; de plus, la face interne du genou gauche, dans un point comprimé par le genou droit, par suite de l'attitude de la malade, présentait plusieurs bulles pemphigoïdes qui firent place à une eschare. Bien que ce ne soit pas là le mal perforant, ne voit-on pas l'analogie qui existe entre les deux affections, et aussi entre leur mode de production ?

Si l'on passe en revue les observations publiées alors qu'on ne soupçonnait pas que le mal perforant pût reconnaître pour origine une altération nerveuse, on est souvent frappé de la présence de symptômes qui ne peuvent avoir d'autre cause qu'une lésion des centres ou des cordons nerveux.

Ainsi, dans la première observation de M. Maurel, le malade, alcoolique, ressentait de temps en temps dans les jambes des douleurs vives qu'il comparait à celles de la crampe, et quelque temps après, il fut atteint d'une paralysie de la troisième paire. L'examen des nerfs et des centres nerveux ne fut pas fait.

Dans la troisième observation de M. Leplat, le malade, par suite de deux congestions cérébrales, avait un léger affaiblissement du côté gauche du corps, et c'est à gauche que siégeait le mal perforant.

Chez un autre malade du même auteur, le pied droit se couvrait de sueurs abondantes et devenait douloureux ; or, nous savons que les modifications de la sueur sont rangées au nombre des troubles trophiques.

M. Lucain met sur le compte des altérations vasculaires un mal perforant quadruple, siégeant aux deux pieds, ayant récidivé, dont était atteint un malade qui se plaignait de douleurs vives dans les membres inférieurs. L'examen du système nerveux n'a pas été fait (obs. IV).

Dans la cinquième observation de la même thèse, nous voyons un malade atteint de ramollissement cérébral, qui accuse la perte de la sensibilité tactile, perte prononcée surtout aux pieds.

Chez un malade dont Dolbeau publie l'observation dans ses leçons de clinique chirurgicale, le mal perforant s'est montré un an après une fracture de la colonne vertébrale qui fut suivie de paraplégie incomplète.

Le sujet de la première observation de M. Montaignac, alcoolique, avait des troubles de la vue. M. Desmarres fils, consulté, avait porté le diagnostic suivant : « Paralysie de la sixième paire droite, mydriasis gauche, affection de la même paire gauche. » A l'autopsie, on ne fit pas l'examen des nerfs.

Nous pourrions pousser plus loin cet examen critique des cas publiés, et vraisemblablement nous trouverions encore souvent des troubles nerveux qui n'ont pas attiré l'attention des observateurs. On peut voir, dès maintenant, combien souvent le mal perforant se manifeste chez des individus susceptibles d'avoir des troubles trophiques.

D'ailleurs, l'anatomie pathologique vient au secours

de cette théorie. Dans les cas où les nerfs de la région malade ont été examinés au microscope, on les a toujours trouvés altérés. Plus de cylindre-axe, la myéline elle aussi a disparu, ou ses restes se montrent sous forme de granulations fines. Dans la gaîne de Schwann, au lieu d'un noyau on en trouve un certain nombre, tous ovalaires, et résultant de la multiplication du noyau de chaque segment. Quelques tubes, mais en petit nombre restent sains dans un rameau attaqué. D'autres se régénèrent, et suivant MM. Duplay et Morat « il y aurait un mouvement continuel de dégénération et de régénération, assez en rapport, du reste, avec les allures lentes du mal perforant, et ses oscillations perpétuelles entre la guérison et la récidive. »

Ces altérations remontent aussi haut qu'on peut examiner les nerfs, c'est là un fait capital. On sait, en effet, que, pour les nerfs périphériques, la dégénération suit une marche descendante. Et dans les autopsies faites, l'altération des tubes nerveux était une lésion dégénératrice, comparable à celle qui se produit après la section d'un nerf. On ne peut donc invoquer ici comme pour les vaisseaux une lésion de voisinage.

Quant aux altérations du tissu conjonctif des nerfs, à l'inverse de celles des tubes nerveux, elles sont secondaires, et produites par la propagation de l'inflammation. Aussi ces lésions remontent peu haut, et à quelque distance de l'ulcère, ce tissu est normal. Le névrilème s'épaissit, se vascularise, devient plus fibreux; le périnèvre lui aussi présente une épaisseur plus considérable. Le tissu conjonctif qui sépare les tubes nerveux est à peine altéré. En somme, on trouve les lésions de la névrite périphérique ou interstitielle.

D'un autre côté, la théorie nerveuse seule peut expliquer une foule de phénomènes concomitants dont nous avons signalé l'importance en étudiant les symptômes du mal perforant. Ainsi les phlyctènes, les bulles pemphigoïdes, l'épaississement de l'épiderme, les troubles dans la pigmentation, les modifications de la sueur, tous ces accidents observés dans le cours du mal perforant, sont aussi rangés dans la catégorie des troubles trophiques. Loin d'être inexplicable, leur présence est toute naturelle, puisqu'ils reconnaissent la même origine que l'ulcère perforant. Comme il est facile de le voir, l'analogie entre les troubles trophiques et le mal perforant devient de plus en plus complète.

Nous terminons en faisant à propos de cette théorie la restriction que nous avons faite en discutant la théorie vasculaire. Les altérations nerveuses, à elles seules, seraient impuissantes à amener le développement d'un durillon, puis à causer son ulcération, si la pression du poids du corps sur le pied ne leur venait en aide. C'est là la raison qui fait comprendre pourquoi le mal perforant siége au pied.

CONCLUSIONS

1° Le mal perforant peut être, bien que rarement, sous la dépendance d'une dégénérescence artérielle.

2° Le plus souvent, il est dû à une altération des nerfs, de la moelle ou de l'encéphale, et doit être considéré comme un trouble trophique produit par cette altération.

3° Ces deux causes ne pourraient pas seules produire le mal perforant, si la pression extérieure ne venait s'y joindre.

Paris. — A. PARENT, imprimeur de la Faculté de Médecine, rue M.-le-Prince, 29-31.

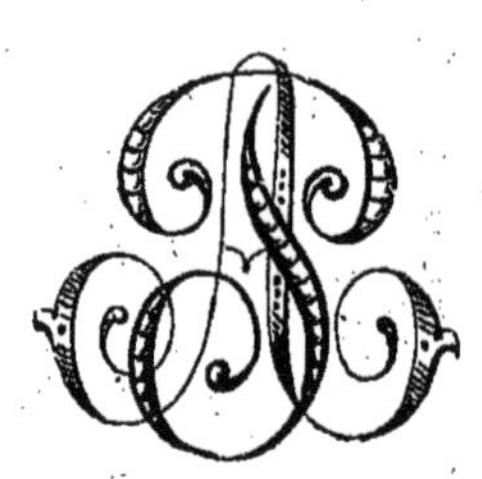